たまには、やすんだら？

Ton Mak 著
押切もえ 訳

ナマケモノさんが教えてくれる
世界一かわいいマインドフルネス

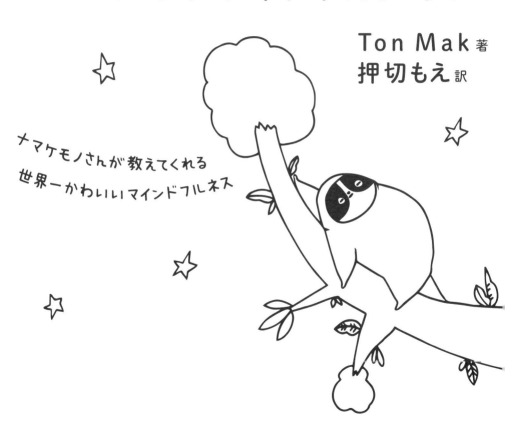

飛鳥新社

A SLOTH'S GUIDE TO MINDFULNESS
Copyright © 2018 by FLABJACKS.

Japanese translation rights arranged with
CHRONICLE BOOKS LLC
through Japan UNI Agency, Inc., Tokyo

本書を、母のオードリーに捧げます。
はじめて瞑想の世界に連れていってくれたのは、母でした。
わたしが、まだお豆さんみたいに小さかった頃のこと。

これから登場するナマケモノさんは、

誰しもの、心のなかに住んでいます。

もしかすると、

このナマケモノさんは、

「あのときのあなた」かも。

それとも、

「これからのあなた」かもしれません。

「食べるときは食べる」

「休むときは休む」

ナマケモノさんはいつだって

なにかひとつに集中しているもの。

たけど　わたしたちは

毎日、なにかに追われていて、

心はいつもアッチやコッチへ・・・

そんなときは

このナマケモノさんを

すこしだけマネしてみませんか?

読んでいくうちに

「マインドフルネス」と呼ばれる、

心を満たして、幸せな気分になれるコツが

わかってくるかもしれません。

ようこそ、
ナマケモノさんの世界へ──

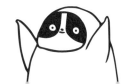

ときどきね、
ナマケモノだって大変さ。

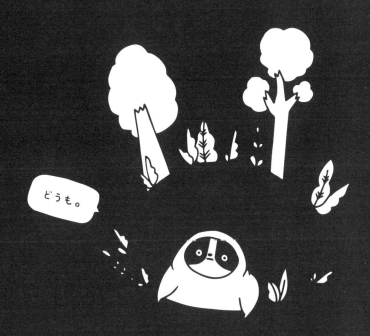

人生って、

なかなかうまくいかないものだよね。

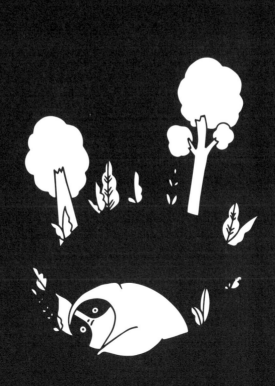

ささいなことを成し遂げるにしたって
たくさんの努力がいる。

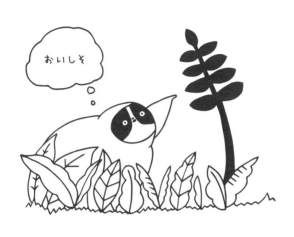

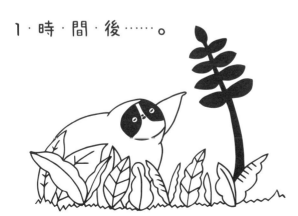

ベッドから出るのはとても大変で。

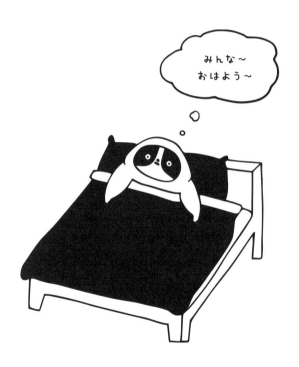

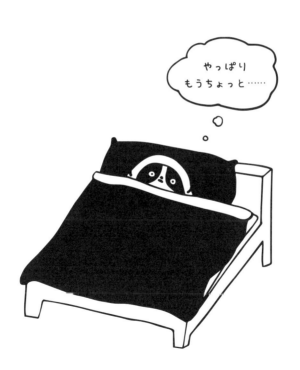

仕事は終わりが見えないよ。

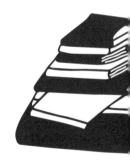

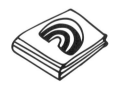

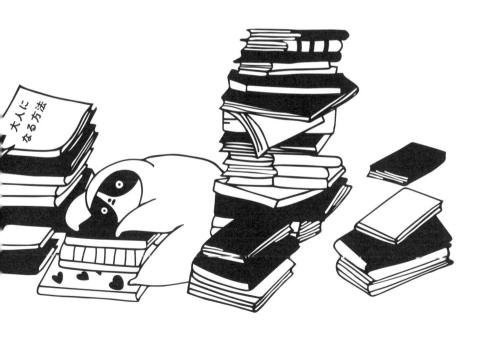

考えは、
頭の中をロケットの速さでかけめぐる。

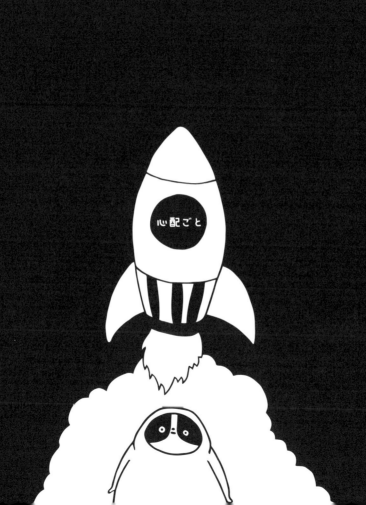

いきなりのんびりするって、むずかしい。

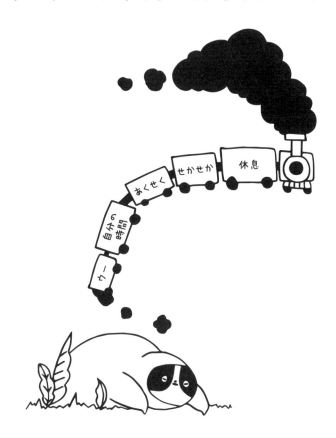

でも、全部やるなんて もっと無理。

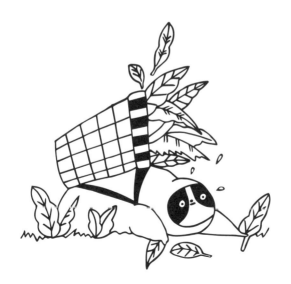

ときどき、

なにもかもいやになっちゃうんだぁ。

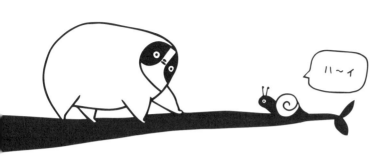
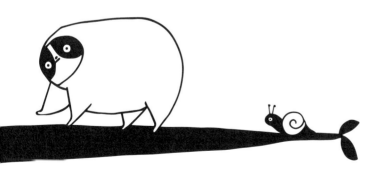

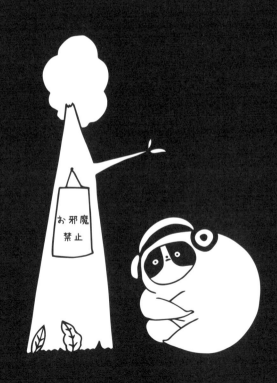

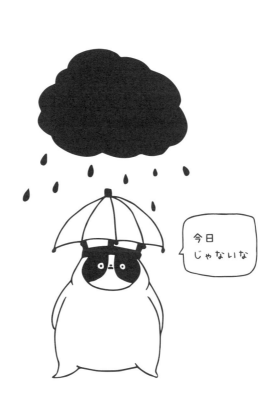

わたしたちは、
小さな幸せを見落としがち。
その幸せは、
わたしたちの中にあるのに。
すぐそばにあるのに。

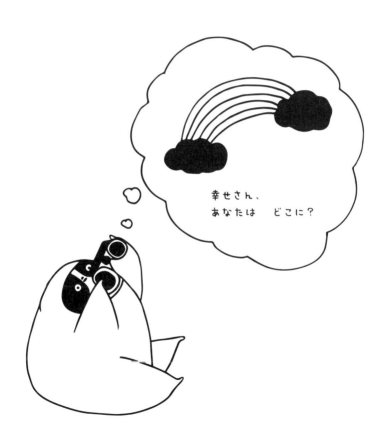

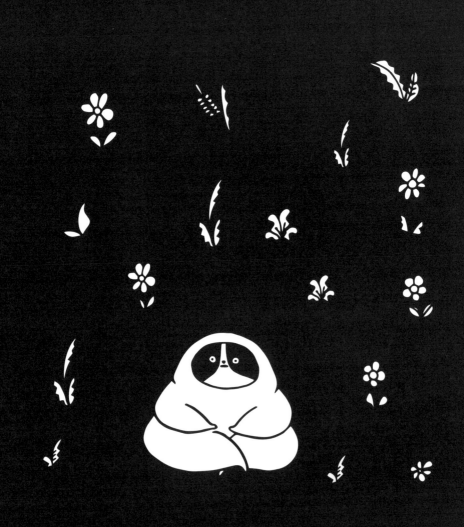

今、この瞬間を大切にしたら
今、ここにある幸せが見えてくる。

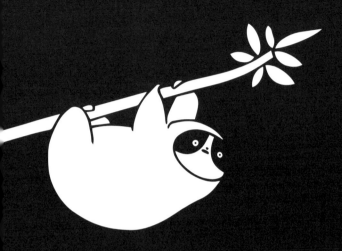

今、この場所を大切にしたら
すぐそばに起きている
たくさんの奇跡に気がつけるよ。

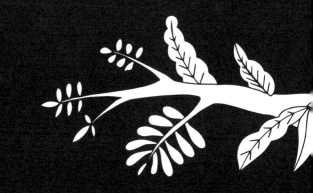

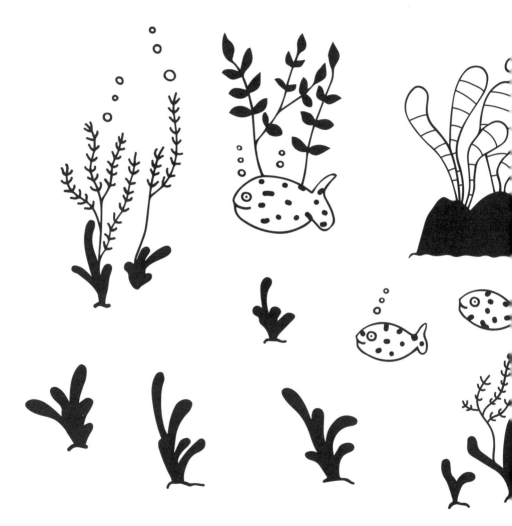

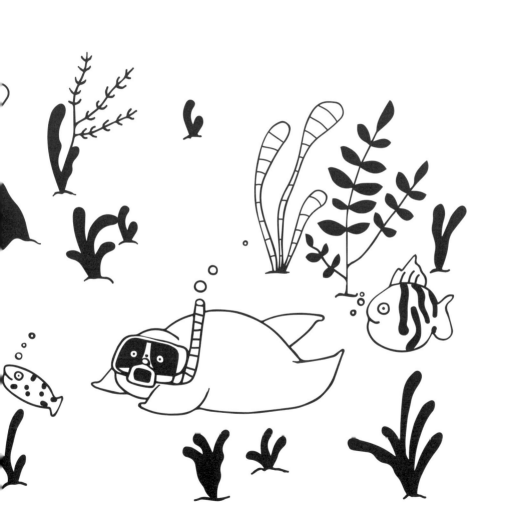

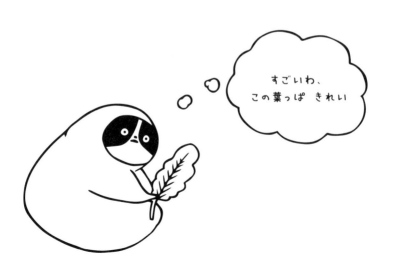

心の中をから〜っぽにしたら、

今ここにあるすべてが、もっと明るく、

はっきり見えるようになる。

今、この瞬間へ意識を向けることに
時間の制約はないよ。

　　そしてそれは、ふだんの経験すべてに
　　応用できるんだ。

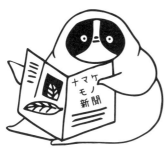
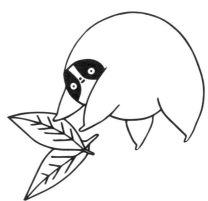
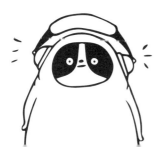

今、この場所を大切にすることに、
成功なんて関係ない。

むずかしい日だってあるよ。
コツは、必死にやりすぎないこと。

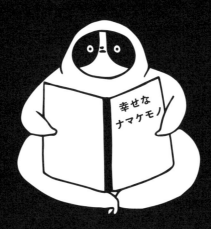

結果ばかりに集中すると、
「今」という時にとどまるのは難しい。

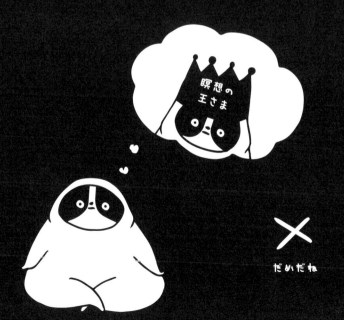

今、この時に集中すると
自分の中にある恐怖、怒り、疑いに気づいて
そんな感情を受け入れられるようになる。

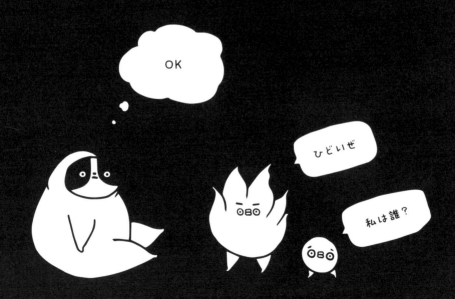

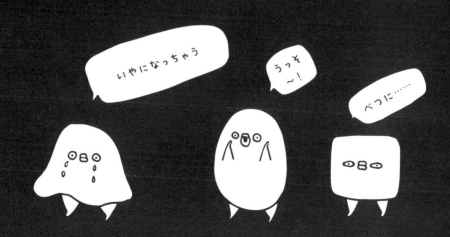

あの子たちから、
逃げたり隠れたりしなくても いいんだよ。

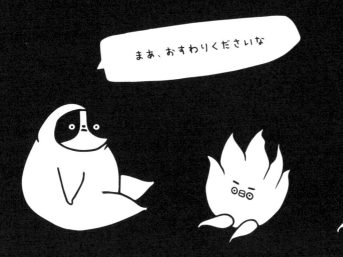

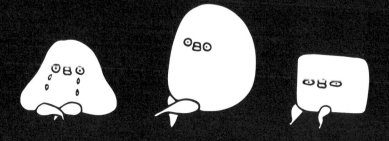

自分の気持ちと仲よくしてみようよ。

いい気持ちとも

あんまりよくない気持ちとも。

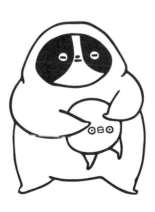

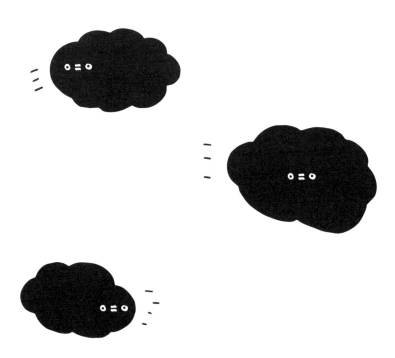

いやな気持ちも、いつか通りすぎていくから。
いなくなっちゃうのを、待ってみよう。

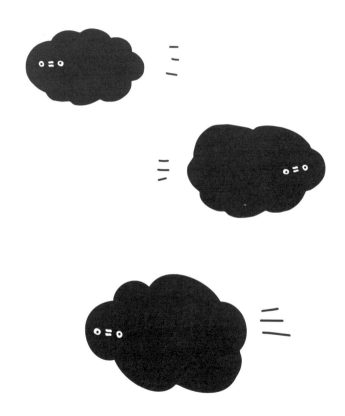

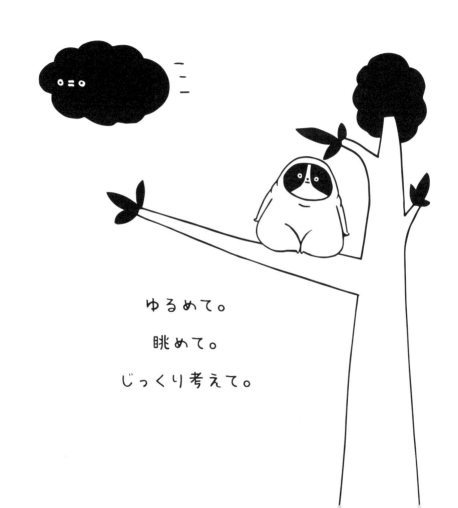

くじけないで。

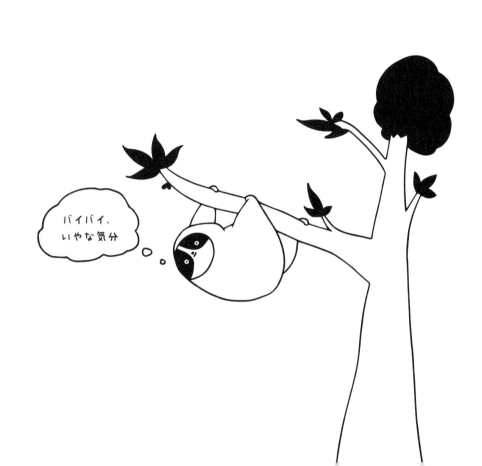

時々、5分間だけポーズをとってみる
それが最高の方法。

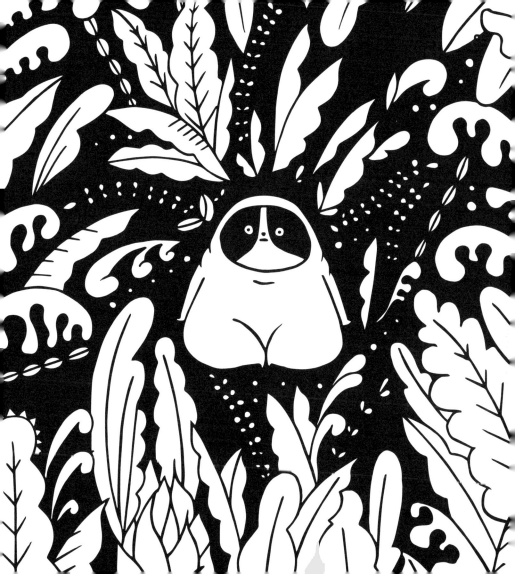

頭の中を ぺちゃんこの風船みたいに
空っぽにしよう。

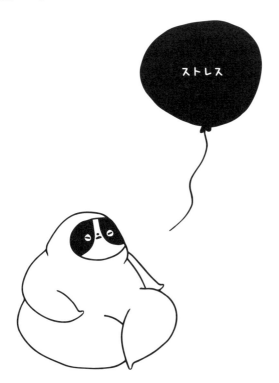

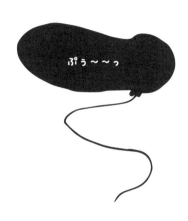
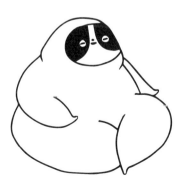

想像してみて。
ストレスや後ろ向きな考えを
じゃぶじゃぶ洗い流すところを。

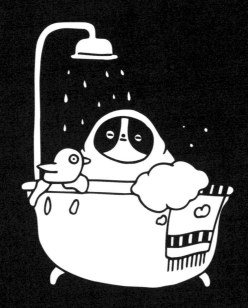

すーーーっきり。

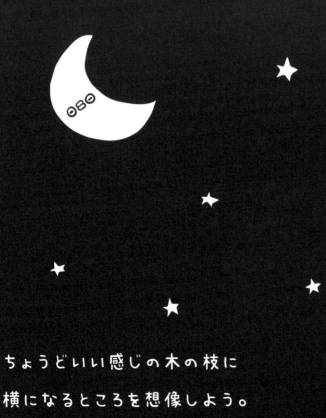

ちょうどいい感じの木の枝に
横になるところを想像しよう。

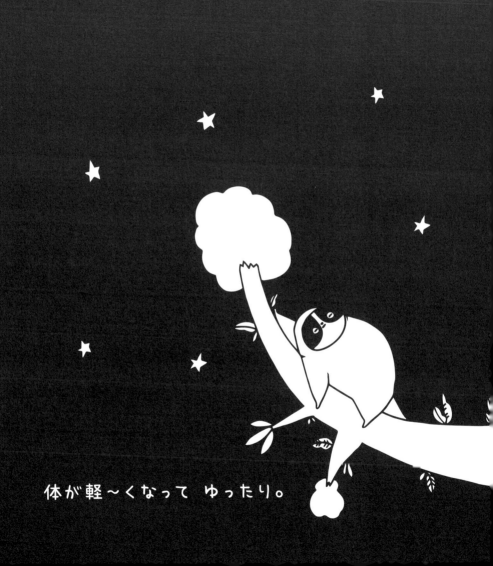

体が軽~くなって ゆったり。

まだ頭の中が、いっぱい いっぱいでも……

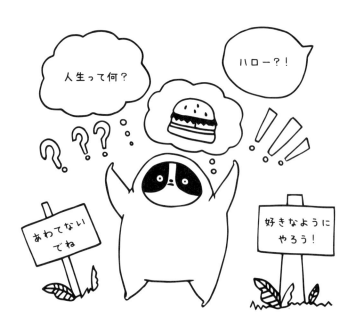

あきらめないで。

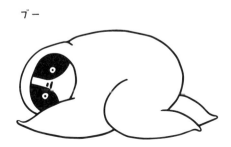

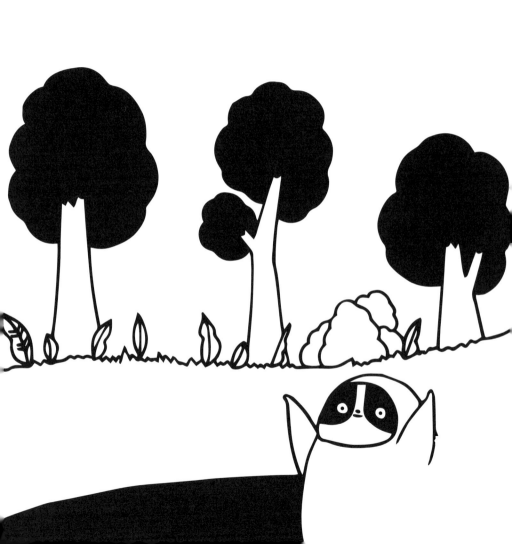

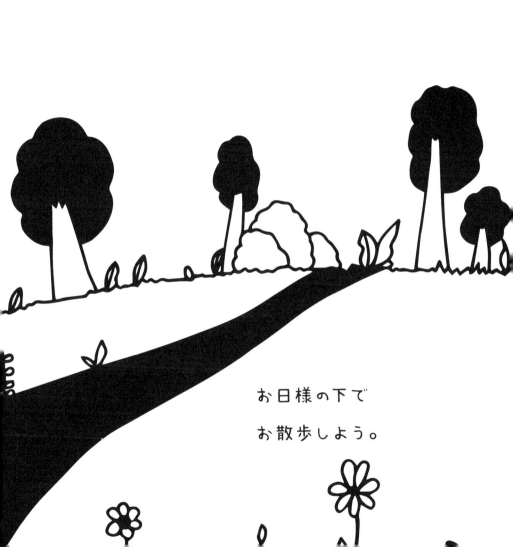

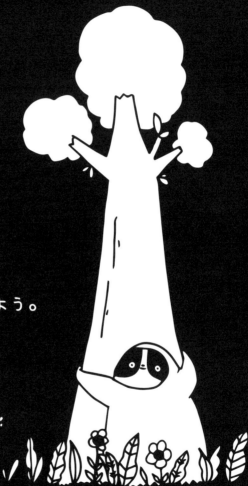

自然を
ギュッと抱きしめよう。

笑い飛ばしちゃうことも、大事。

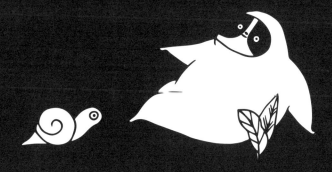

小さな親切をしてみよう。

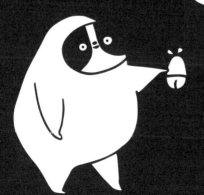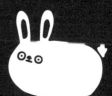

感謝を忘れずに。

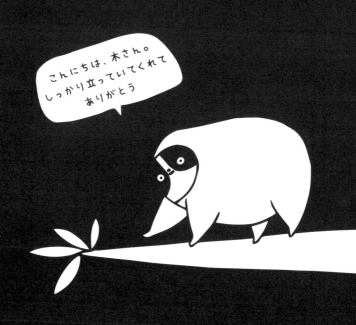

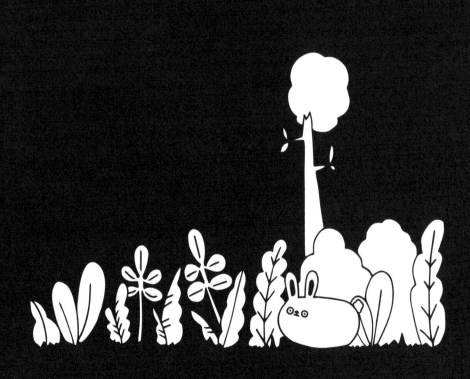

意識して生きると、
幸せが大きくなるよ。

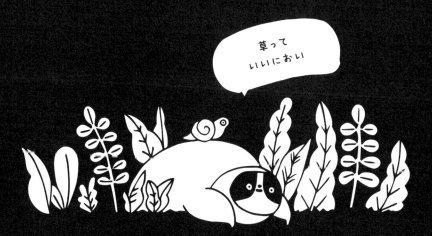

食べるときは、ゆっくり食べよう。
ひと噛み ひと噛み 楽しもう。

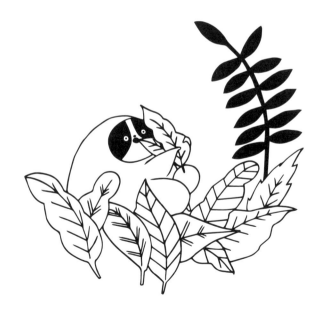

話すときは、一息ついて
相手の話をじっと聞こう。

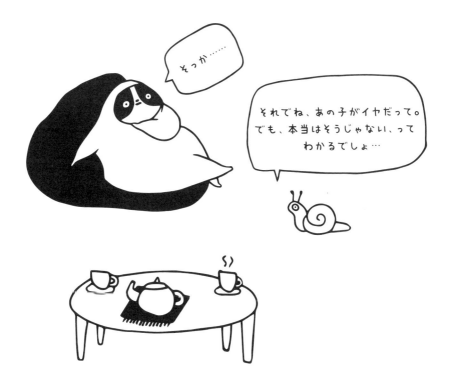

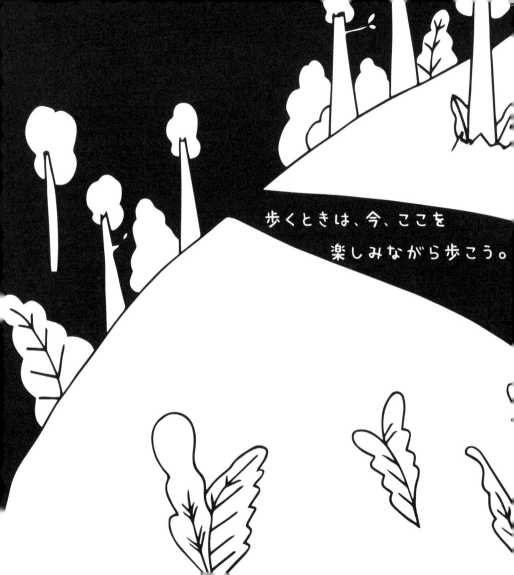

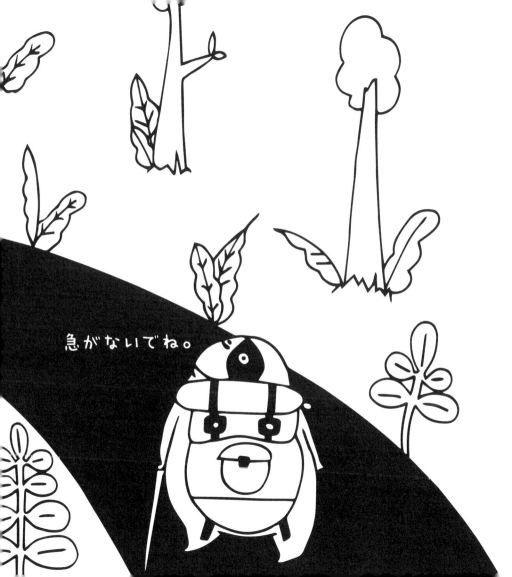

この瞬間に集中して。

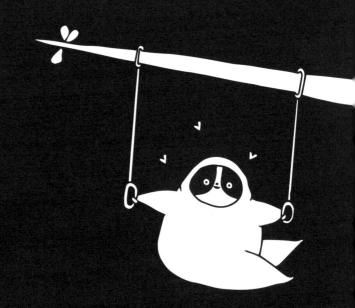

いつも充実していなくたって、いいんだよ。
休んだって、いいんだよ。

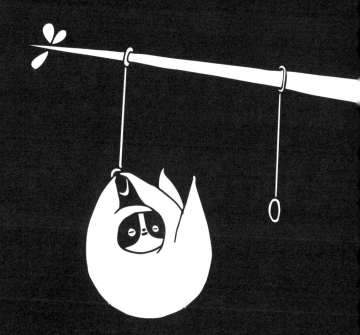

ちょっと瞑想してみよう。

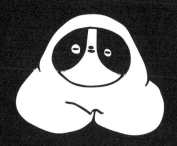

まず、あぐらの姿勢がいいよ。
でも、好きな姿勢でいいんだよ。

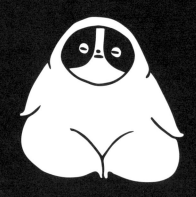

くるんと体を丸める。

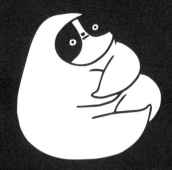

まっすぐに立つ。

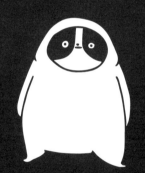

ごろんと横になる。

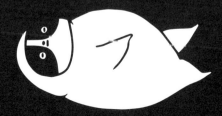

あなたの好きなようにやってね。

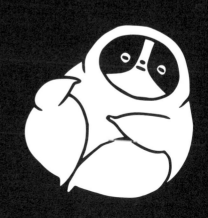

自分の中心を見つけて、
心を安らかに。
そっと、目を閉じて。
の〜んびりしよう。

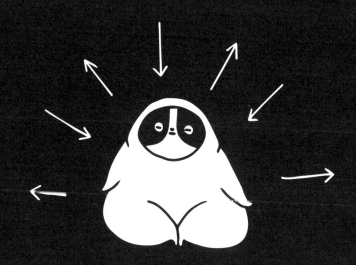

どんな気持ちでいるかな？

どこも痛くない？

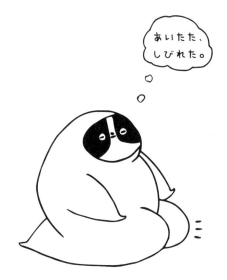

呼吸はどんな感じかな？

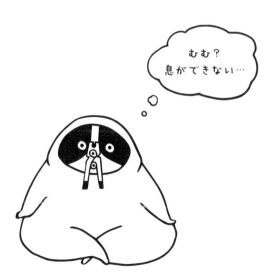

自分の身体に意識を向けてみて。

身体が床にふれている部分を観察して。

自分の息が 身体から
入ったり出たりするのを感じて。

呼吸するたびに、お腹がふくらんだり
へこんだりしているでしょ。

深～い息をしてみよう

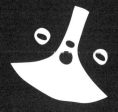

息を吸って。

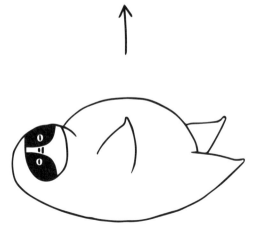

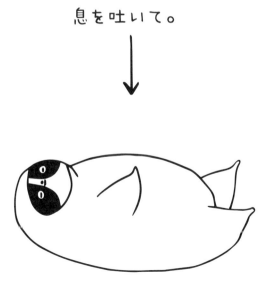

息が身体中をかけめぐるのを、想像してみよう。

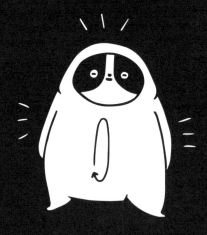

しかめっ面は なしね。笑って。

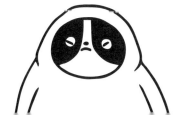

気持ちが落ち着かないなら、
集中してみよう。

あなたのまわりの静けさに。
あなたのいる空間に。
あなた自身の呼吸に。

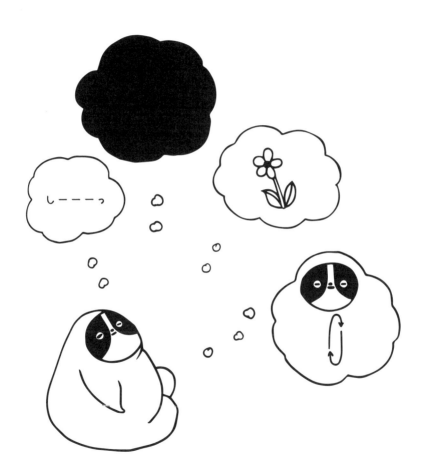

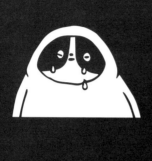
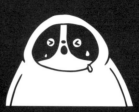

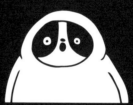
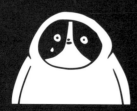
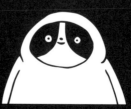

あなたが考えていることを意識して。
でも、くよくよ考えるのは　なしね。

もしかしたら、あなたは
激しい感情にとらわれているかも。

そっと、意識を
あなたの体や呼吸の感覚に戻していこう。

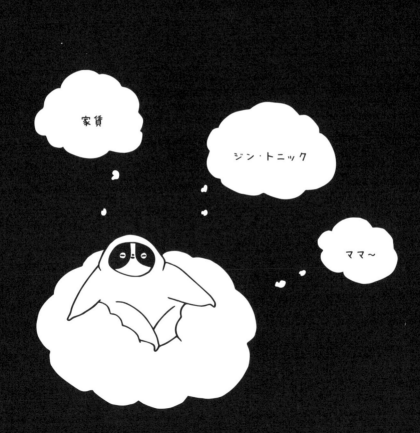

考えることを 全部やめるのは無理だから、
そのままにしておこう。
いつか通りすぎるから

光が恋しくなったら、
そっと目を開けて。

ゆっくり前に進む。

ゆっくりで いいからね。

あなたをとりまく すべての奇跡を楽しんで。

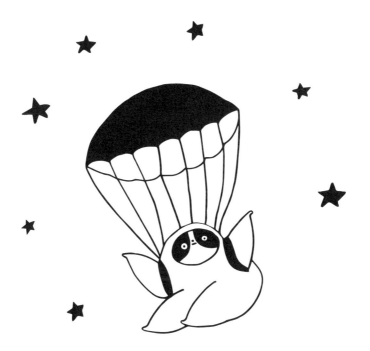

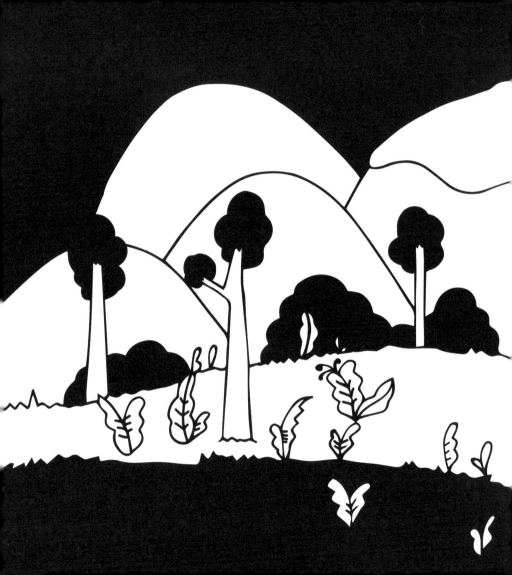

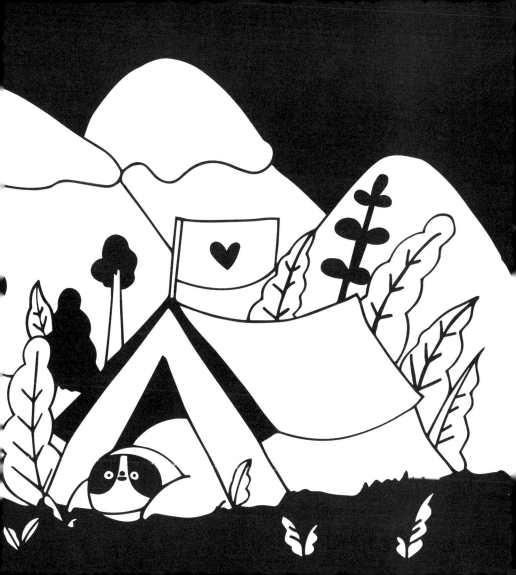

最後にナマケモノから、

あなたへ伝えたいこと……

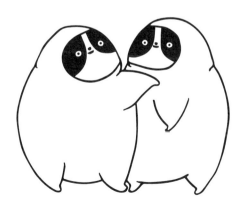

夢は大きく。
努力もしよう。

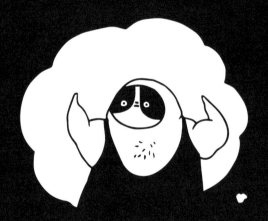

でも、休むことも忘れないで。

まあ、お茶でも飲みながら……

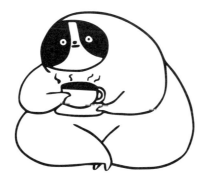

ちょっと 歌ったり……

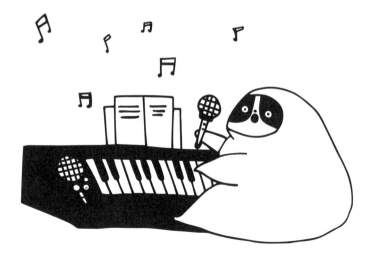

広〜い海に
プカプカ浮かんでみたり……

……それとも、どこかステキな場所ですわっているだけでもいい。

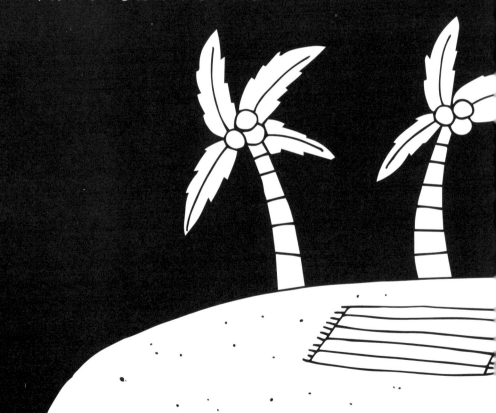

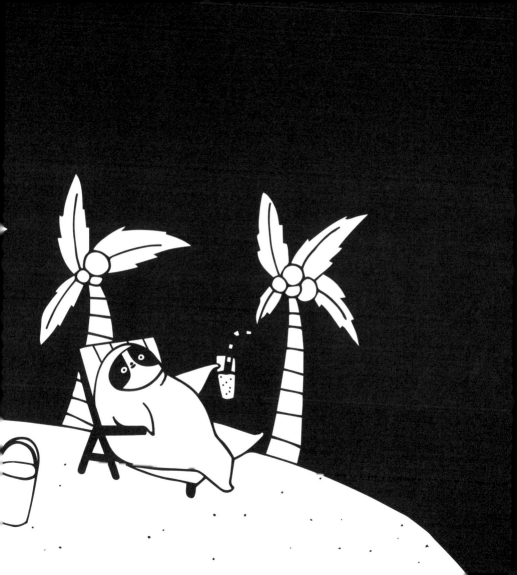

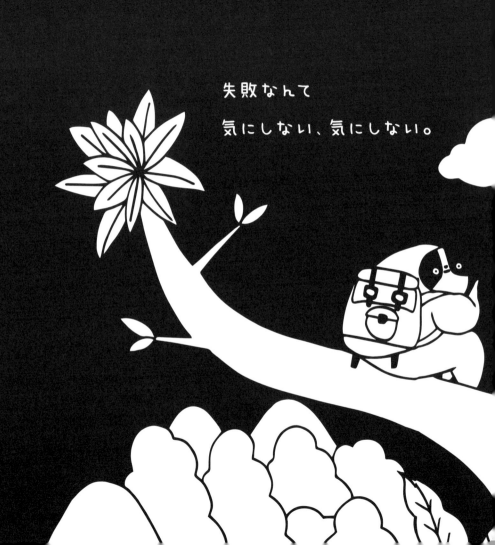

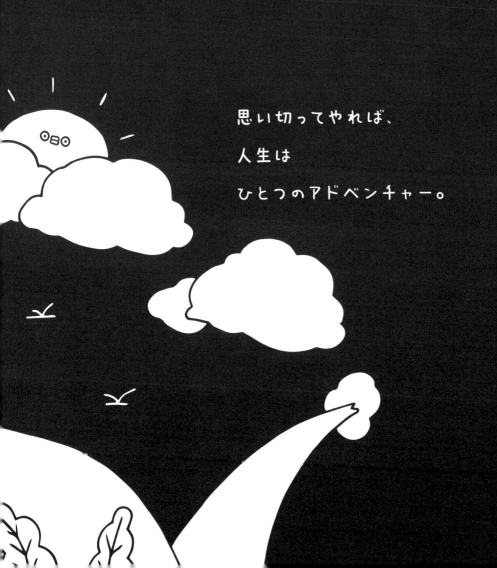

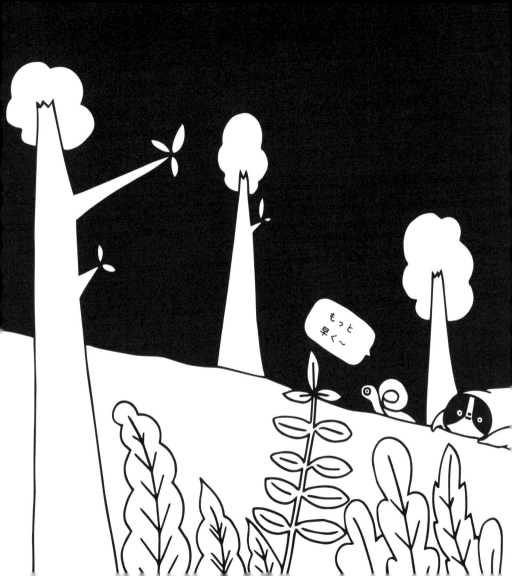

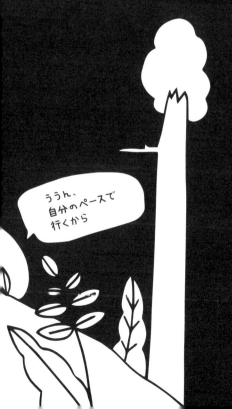

自分の足で立ち上がろう。

自分のペースで行こう。

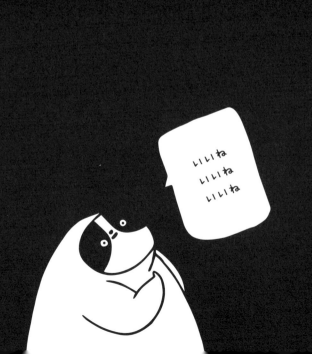

自分の心の声を聞こう。

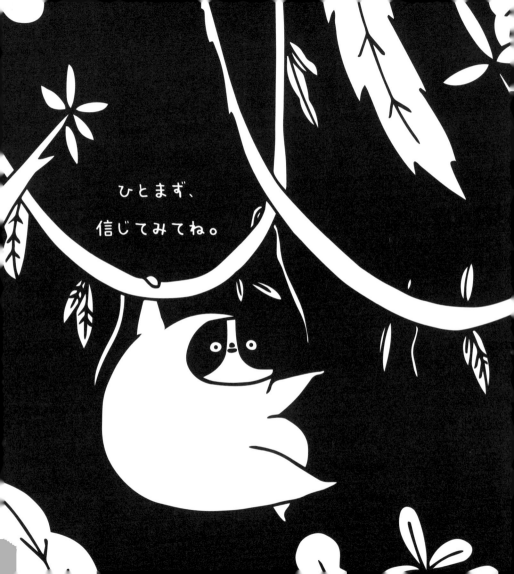

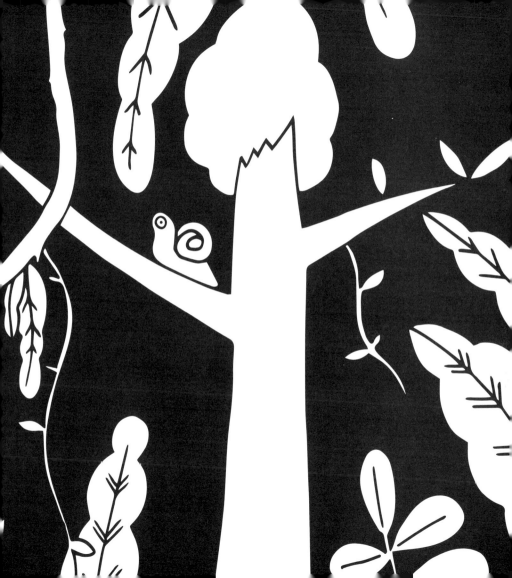

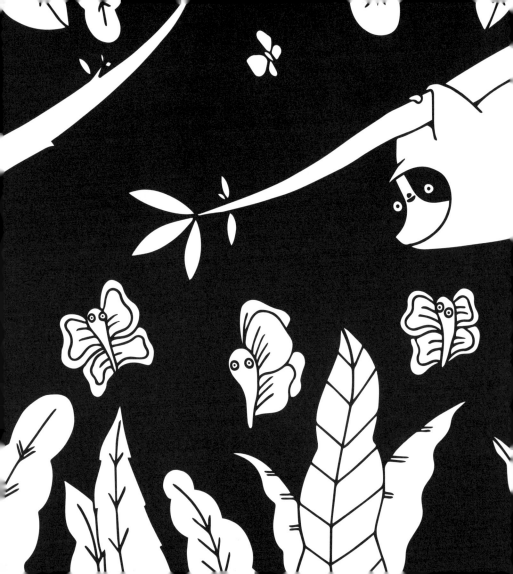

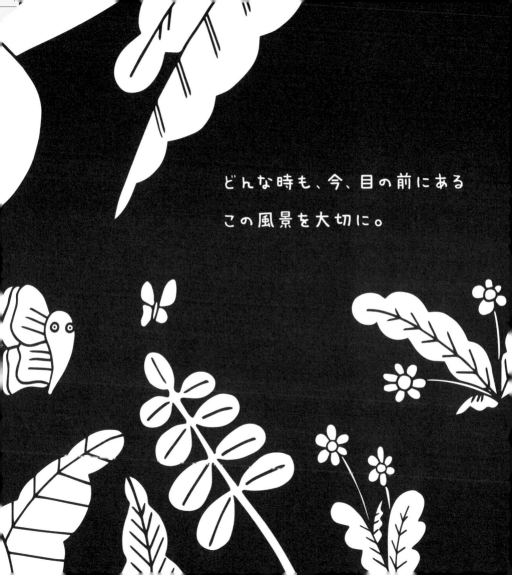

監訳者 あとがき

お仕事や家事、
育児、恋愛、勉強、
あるいは何か目標に向かって
いつも頑張っているみなさんへ。

　のんびり屋で愛嬌(あいきょう)あふれる「ナマケモノさん」が案内する、
ココロとカラダをふわっとゆるめる旅。
少しでもリラックスして楽しんでいただけたでしょうか。

　こちらの原書は、もともと欧米で発売されて人気となった本です。
愛嬌あるナマケモノが「マインドフルネス」を紹介していくなかで、
何度か「瞑想」という単語も登場します。
私自身、過去にマインドフルネスや瞑想の本を手にとって
試してみたこともあるのですが、今ひとつコツがわからなくて、

できているのか実感が湧きませんでした。
ですが、この本と出合い、ナマケモノがゆる〜く教えてくれるように
実践してみたら、なんとなく肩の力が抜けて、
だんだんとおなか（詳しくいうと私の場合は、「おへその下」や「脇腹」、
「おへそのうしろあたりの背中全体」）で
深い呼吸ができるようになりました。
とくに、自分ではもうやめたいのに
眠る前にあれこれ考えてしまうような時は効果大。
そんな時はおへその下に手を置いて、
おなかをゆっくりと膨らますように深い呼吸をします。
呼吸に意識を向けることで、だんだんと考え事から離れて、
心地よく眠っていけるようになります。

　また、育児や仕事の合間に頭を休ませたい時にやってみると、
自分をいかに労らず急がせてしまっていたかに気づきます。
本当は予定の詰まっている時ほど、冷静に、
落ち着いてどっしりとかまえていたいものですよね。

本書は、できるだけ多くの方が「こうでなければ」という意識を取り払い、
ただただリラックスしてもらえるよう、
シンプルでなじみ深い言葉を使って意訳することを心がけました。
ぜひみなさんに気軽に、そして自由に、試していただけたら嬉しいです。
キーポイントは、「なんとなく、できているかもしれない」と思えることです。

　もし最初はわからなくても、だいじょうぶ。
ナマケモノの姿を見て癒されるだけでも OK です。
自分なりに頑張ろうとはしているものの、
周りから見るとかなりのんびり屋さんなナマケモノくん（ちゃん？）。
私自身、この子を見ているだけでも癒されますし、
短いのに優しくて核心を突く文章にハッとさせられることもあります。
とくに最近は、本編にある
「いつも充実していなくたって、いいんだよ。休んだって、いいんだよ」
というフレーズがお気に入りです。
育児と家事でへとへとになったときなどに思い出して、
心に栄養をもらっています。

まだまだ好きなページはたくさんあるのですが、とても書ききれませんので、ここではひとつにとどめておきますね。

　ゆっくりと深い呼吸することからはじまり、
「今、ここ」を意識して、今の自分の心や身体の声に耳を傾ける。
過ぎていく感情をただ観察し、ネガティヴな思いは手放して、
自分自身を心地よい状態へ導いていく。

　ちょっとずつでも、繰り返すことで
普段忙しくされているみなさんが、
「あ、今、ちょっと楽だなあ」とか、
「最近急いでいたかも。のんびりしよう〜」
…なんていう感覚になっていただけたら嬉しいです。

　今日も、みなさんのいる「今、この場所」が、
美しく澄んだ空気や優しい光と、感謝の気持ちで満たされていますように。

押切もえ

たまには、やすんだら？

ナマケモノさんが教えてくれる
世界一かわいいマインドフルネス

2019年11月4日　第1刷発行

著者　Ton Mak

訳者　押切もえ

発行者　土井尚道

発行所　株式会社 飛鳥新社
〒101-0003
東京都千代田区一ツ橋2-4-3 光文恒産ビル
03-3263-7770（営業）
03-3263-7773（編集）
http://www.asukashinsha.co.jp

デザイン　あんバターオフィス

翻訳協力　森由美

企画統括　谷口元一（ケイダッシュ）

印刷・製本　中央精版印刷株式会社

© Moe Oshikiri 2019, Printed in Japan
ISBN978-4-86410-723-5

落丁・乱丁の場合は送料当方負担でお取替えいたします。小社営業部宛にお送りください。本書の無断複写、複製(コピー)は著作権法上での例外を除き禁じられています。

編集担当　三宅隆史